Yellow Umbrella Books are published by Capstone Press,
151 Good Counsel Drive, P.O. Box 669, Mankato, Minnesota 56002.
www.capstonepress.com

Library of Congress Cataloging-in-Publication Data
Cipriano, Jeri S.
    [All kinds of clothes. Spanish]
    Clases de ropa / por Jeri S. Cipriano.
    p. cm.—(Yellow Umbrella: Social Studies - Spanish)
    Includes index.
    ISBN 0-7368-4141-5 (hardcover)
    1. Clothing and dress—Physiological aspects—Juvenile literature. 2. Cold weather
clothing—Juvenile literature. 3. Hot weather clothing—Juvenile literature. I. Title.
TT507.C5918 2005
391—dc22   2004048779

Summary: Simply describes the types of clothing people wear to keep themselves warm
or cool.

Editorial Credits
Editorial Director: Mary Lindeen
Editor: Jennifer VanVoorst
Photo Researcher: Wanda Winch
Developer: Raindrop Publishing
Adapted Translations: Gloria Ramos
Spanish Language Consultants: Jesús Cervantes, Anita Constantino
Conversion Editor: Roberta Basel

Photo Credits
Cover: Galen Rowell/Corbis; Title Page: PhotoSphere Images; Page 2: J. Stephen Hicks/
Corbis; Page 3: Galen Rowell/Corbis; Page 4: Bob Winsett/Image Ideas; Page 5: Stockbyte;
Page 6: Digital Stock; Page 7: Digital Stock; Page 8: Caroline Penn/Corbis; Page 9: Dean
Bennett/Eye Ubiquitous/Corbis; Page 10: Bob Firth/International Stock; Page 11: Chris
Lisle/Corbis; Page 12: Raymond Gehman/Corbis; Page 13: Dean Conger/Corbis; Page 14:
Brian A. Vikander/Corbis; Page 15: Nik Wheeler/Corbis; Page 16: Nicole Katano/Brand X
Pictures

1 2 3 4 5 6 10 09 08 07 06 05

Clases de ropa

por Jeri S. Cipriano

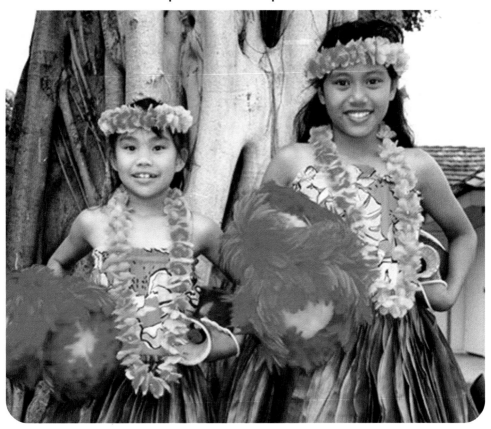

Consultant: Dwight Herold, Ed.D., Past President,
Iowa Council for the Social Studies

Yellow Umbrella Books
Social Studies - Spanish

an imprint of Capstone Press
Mankato, Minnesota

La gente usa diferentes clases de ropa.

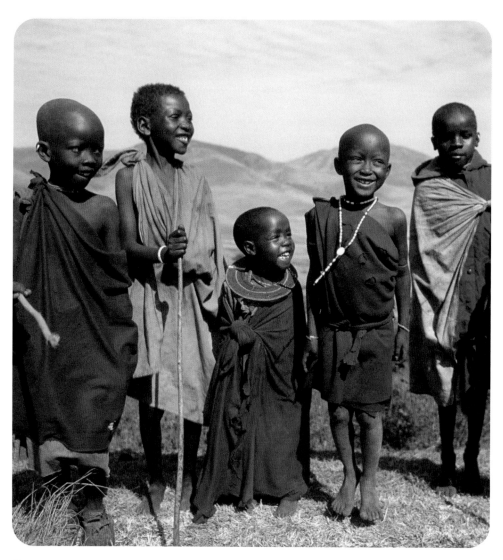

La ropa protege a la gente del calor y del frío.

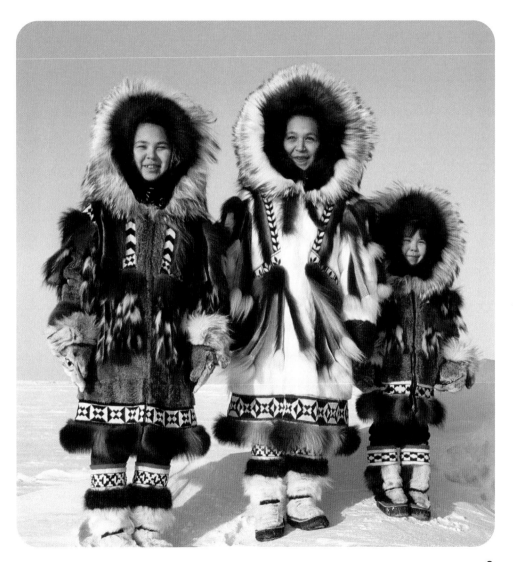

En el invierno, la gente usa ropa para mantenerse caliente.

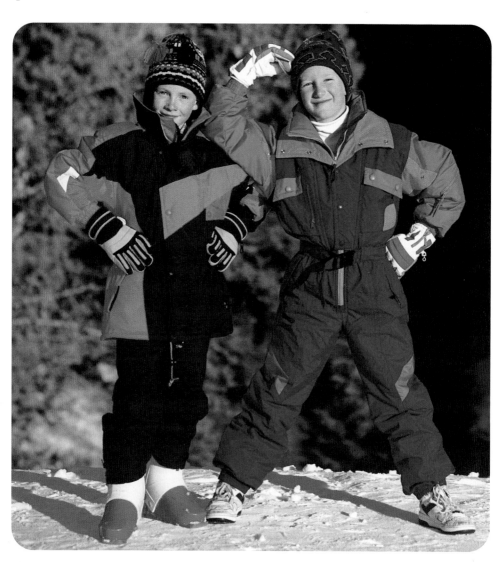

En el verano, la gente usa ropa para mantenerse fresco.

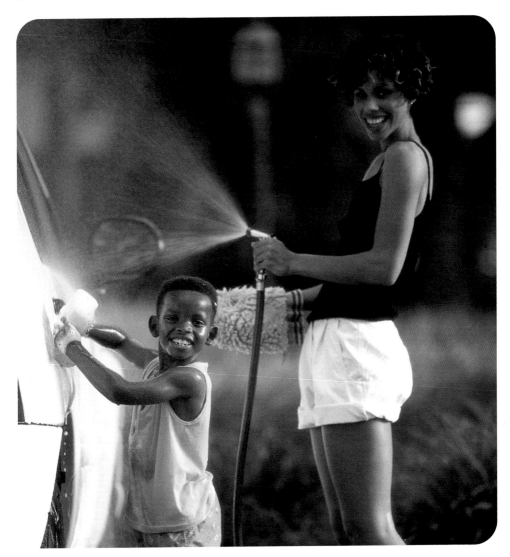

En algunos lugares, hace calor casi todo el tiempo.

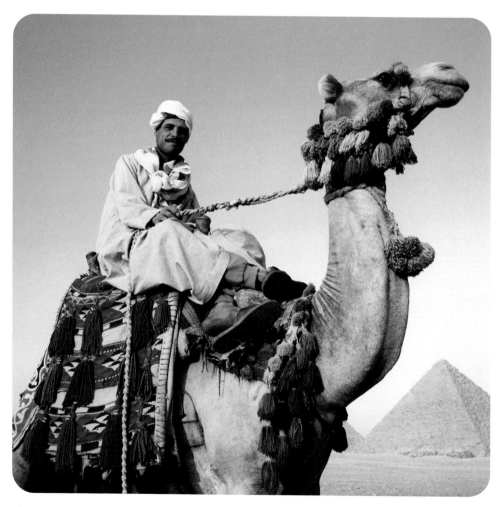

La gente usa ropa para protegerse del sol.

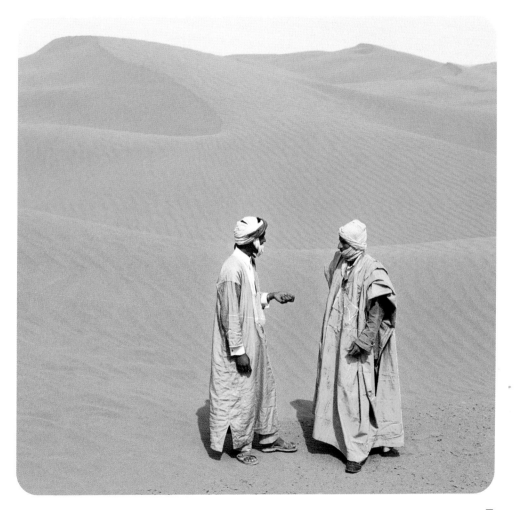

Se mantienen frescos en ropa liviana.

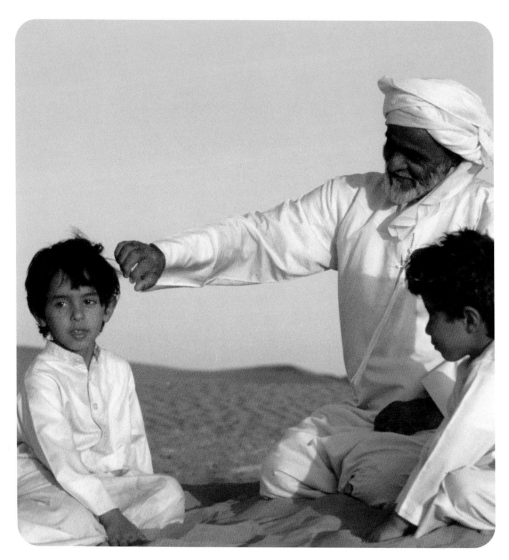

Se mantienen frescos en ropa suelta.

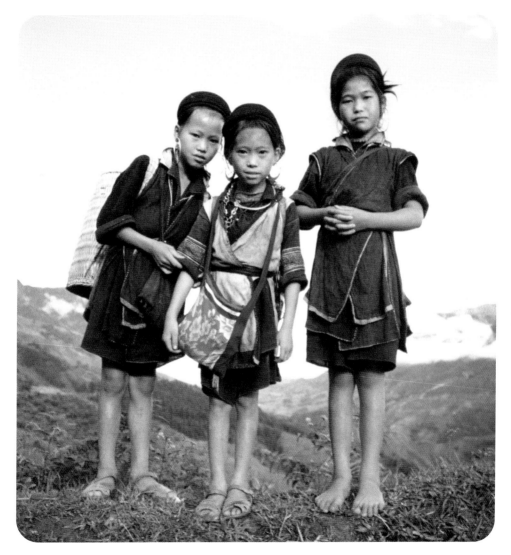

En algunos lugares, hace frío casi todo el tiempo.

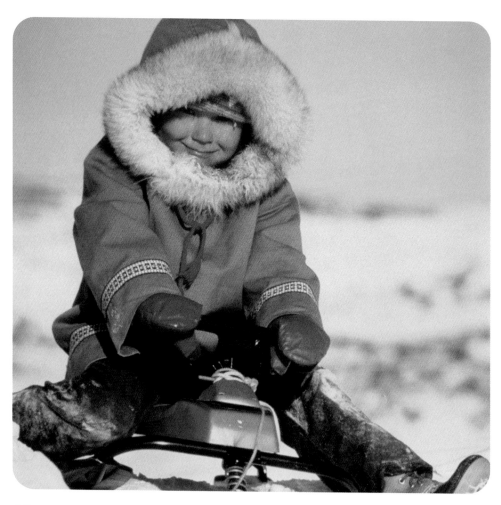

La gente usa ropa
para protegerse del frío.

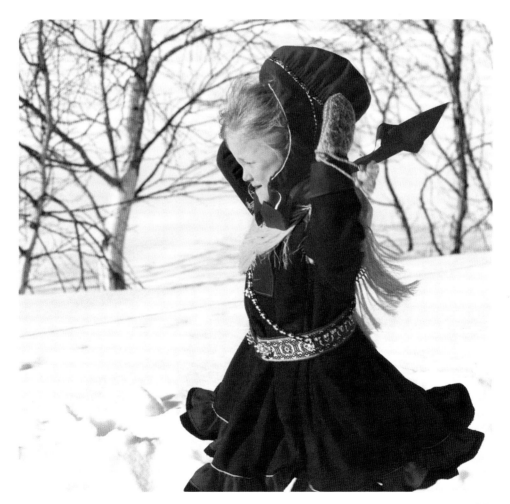

Usan ropa gruesa de invierno.

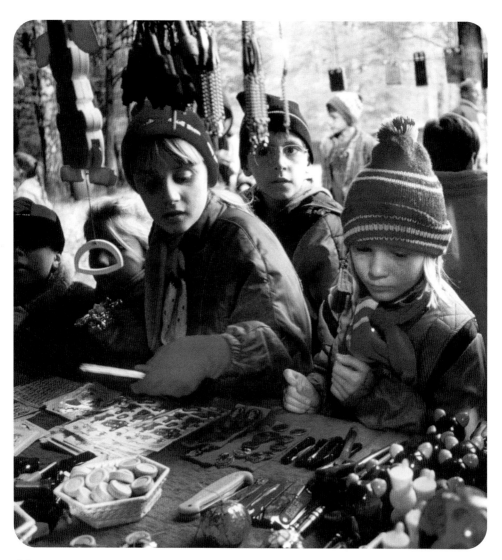

Usan ropa hecha de las pieles de animales.

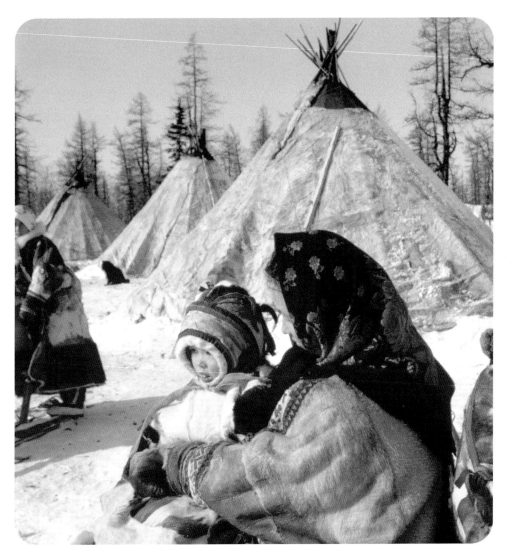

La gente usa ropa diferente cuando hace calor.

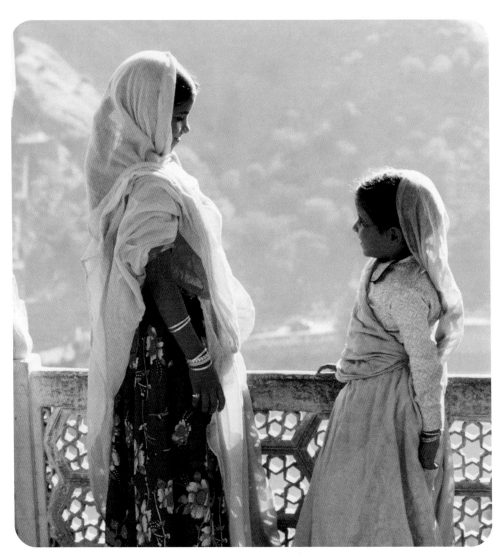

La gente usa ropa diferente
cuando hace frío.

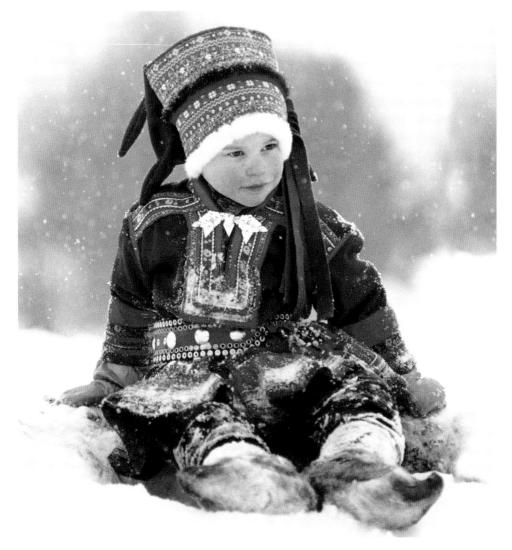

¿Qué clase de ropa usas tú?

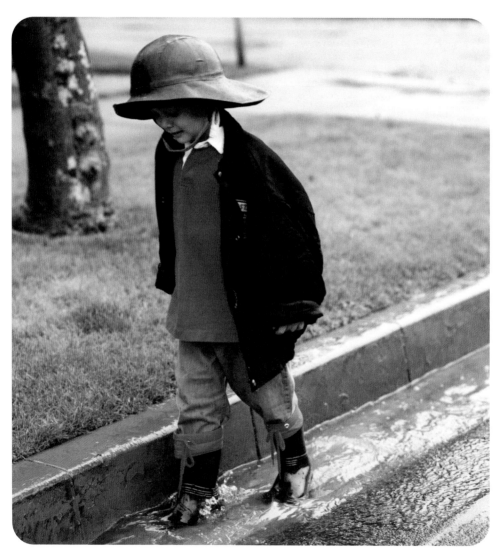

Glosario/Índice

caliente—que posee o contiene calor; página 4

(el) calor—elevación de la temperatura; páginas 3, 6, 14

fresco—que tiene una temperatura moderadamente fría; páginas 5, 8, 9

(el) frío—estado del clima opuesto al calor; baja temperatura; páginas 3, 10, 11, 15

(la) gente—conjunto de personas; páginas 2, 3, 4, 5, 7, 11, 14, 15

(el) invierno—una de las cuatro estaciones del año, la más fría, entre el otoño y la primavera; páginas 4, 12

proteger—resguardar a alguien o algo de peligro o daño; páginas 3, 7, 11

usar—llevar una prenda de vestir habitualmente; páginas 2, 4, 5, 7, 11, 12, 13, 14, 15, 16

(el) verano—una de las cuatro estaciones del año, la más caliente, entre la primavera y el otoño; página 5

Word Count: 119
Early-Intervention Level: 8